「電磁放射線を浴びない権利」の認知を

　はじめまして。この冊子を手にとっていただき、ありがとうございます。ご縁に感謝いたします。

　日本でほとんど報道がありませんでしたが、2015年6月、英国で、15歳の少女ジェニー・フライさんが、校内に設置された無線LANから放射される電磁放射線に苦しみ、木に首を吊って自殺をするという痛ましい事件がありました。彼女は電磁放射線に対して感受性が高かったため、自宅の無線LANは取り外し、自宅では元気でいられました。

　しかし、学校に行くと体調をくずし、電磁放射線被曝による「ひどい頭痛」「疲労」「膀胱の問題」などに苦しんでいました。両親は学校側に無線LANの撤廃を申し入れましたが、電磁放射線に対する無理解から、それが撤去されることはありませんでした。ジェニーさんは、世界で初めて報道された「学校の無線LANによる犠牲者」だと思います。

　日本でも2020年をめどに、全ての公立学校に無線LANが導入されようとしています。私たち大人が、電磁放射線の有害性に無知であっては、子どもを守ることができず、第2、第3のジェニーさんを出してしまう可能性があるのです。

　電磁放射線の影響は、幼ければ幼いほど受けます。胎児や赤ちゃんへの影響は計り知れません。そのため、欧米では医師や科学者が、2014年6月から「ベビーセーフ・プロジェクト」という公共キャンペーンを始めています。

　医師たちは、胎児がお腹のなかにいる女性たちに向かって、「自分自身とお腹の子どもを守るために、携帯電話やワイヤレス機器からの電磁放射線被曝を避けること、制限すること」と、

警告を発しています。

　今日、「分煙」は常識になっています。しかし、約20年前まで、タバコを吸うことはどこででも許されていました。タバコをまったく吸わない人も、他人が吸うタバコの煙を受動喫煙させられていたのです。
　現在の電磁放射線をめぐる社会の状況は、タバコの分煙が常識となる前の状況とよく似ています。携帯電話やスマートフォンをまったく使わない胎児や赤ちゃん、幼児などが、みな一律に電磁放射線被曝を強いられているのです。
　この状況を変えるには、電磁放射線について学び、社会に「『分』電磁放射線」を常識化させ、「電磁放射線を浴びない権利」を認めさせることが必要です。しかし、大手マスコミが電磁放射線を利用したビジネスを推進し、携帯電話会社が最大手広告主である以上、「『分』電磁放射線」が常識となるには、まだまだ時間がかかりそうです。
　しかし、2020年の東京オリンピックに向けて、ますますひどくなる電磁放射線汚染のなかで、自分や胎児、赤ちゃん、子どもたちを電磁放射線被曝から守るためには、自分で自衛策をとるしかありません。ぜひ、この冊子を利用して、自分と大切な人々を電磁放射線から守ってください。
　なお、本冊子の母体は、『スマホ汚染　新型複合汚染の真実！』（鳥影社）です。電磁放射線についてもっと詳しく知りたい、学びたいという方は、ぜひ、こちらも読んでみてください。

　　　2016年3月18日
　　　　　　　　　　　　　　　　　　　　古庄　弘枝

―目 次―

はじめに　　　　　　　　　1

1章　家のなかで子どもを守る……………………… 5
　1－1　幼児にスマホや携帯電話を使わせない　　6
　1－2　室内に無線 LAN は置かない　　8
　1－3　離れられない家電に注意する　　10
　1－4　計測器で電磁放射線を測る　　12

2章　世界が警告する電磁放射線の危険性……… 15
　2－1　スマホの電磁放射線は原発の放射線と同じ仲間　　16
　2－2　すべての人工的な電磁放射線は潜在的に「有害」　　18
　2－3　世界一高い日本の電磁放射線規制値　　20

3章　胎児を電磁放射線から守る ………………… 23
　3－1　生命の誕生そのものを脅かす電磁放射線　　24
　3－2　スマホの電磁放射線は
　　　　　　　　　胎児の脳・精子に悪影響を及ぼす　　26
　3－3　世界の医師・科学者が妊婦に警告　　28

4章　保育園・幼稚園・小学校で子どもを守る ………… 31
　4－1　教室の無線 LAN は有線に変える　　32
　4－2　保育園・幼稚園・小学校近くの基地局は撤去　　34
　4－3　電磁放射線汚染に比例して増加する「発達障がい」　　36

5章　乗り物のなかで子どもを守る ……………… 39
　5－1　電車のなかではスマホの電源を「オフ」にする　　40
　5－2　「電磁放射線を浴びない権利」を認めさせ、
　　　　　　　　　「禁電磁放射線車両」を確保する　　42

6章　地域のなかで子どもを守る ················· 45
　6−1　基地局のないマンション、基地局から
　　　　　　　500m 離れた場所に住む　46
　6−2　スマートメーターは有線で　48
　6−3　高圧送電線から300m以上離れた場所に住む　50

　　　電磁放射線について学ぶための本一覧　　54

知ることは力です

①さまざまな携帯電話の基地局　　14
②各地に出現する植物の奇形　　22
③公害病に苦しむ人々のための避難場所　　30
④電磁放射線被曝で鼻血を出す幼児　　38
⑤電磁放射線被曝で牛たちの受胎率低下　　44
⑥スマートメーターの問題点　　52

　　　　　　イラスト　火露絵

1章

家のなかで子どもを守る

1–1 幼児にスマホや携帯電話を使わせない

■スマホの電磁放射線は「発がん性物質」

みなさん、幼い子どもたちにスマートフォン(以下、スマホ)を持たせたり、スマホを「子守り」がわりに使ったりしていませんか。スマホは、さまざまな種類の電磁放射線を使って、基地局、無線LANアクセスポイント、GPS衛星などと常に交信しています。そのため、幼い子どもにスマホを持たせたり、体の近くで操作したりすると、子どもを被曝(ひばく)させてしまうことになり、とても危険です。

スマホから出ている電磁放射線は、WHO(世界保健機関)の専門組織であるIARC(国際がん研究機関)が「発がんの可能性がある」と認めた発がん性物質で、脳の「学習・記憶」に関わる海馬(かいば)を傷つけることもわかっています。

■16歳以下の子どもの携帯電話使用を禁止するロシアなど

幼い子どもたちの頭は小さく柔らかいために、大人より何倍もたくさんの電磁放射線を吸収します。そのため、世界各国では、子どもたちを携帯電話やスマホの電磁放射線から守るために、さまざまな規制・勧告(かんこく)・要請(ようせい)などを行っています。

ロシアやアイルランド、インドなどでは、16歳以下の子どもが携帯電話を使うことを禁じたり、子どもへの販売を禁止したりしています。フランスでは6歳以下の子ども用携帯電話の販売が政府によって禁止されていますし、ベルギーでも政府によって、7歳以下の子どもへの販売は店頭でもインターネットでも禁止されています。

幼い子どもたちには、携帯電話やスマホよりも、電磁放射線の出ないおもちゃや絵本で遊ばせることをおすすめします。

	規制・勧告・要請	提言者
ロシア （2002年）	16歳以下の子どもは携帯電話を使うべきではない	国立非電離放射線防護委員会
オーストラリア （2004年）	10歳未満の子どもを販売対象にしない	バージン・モバイル社
アイルランド （2004年）	16歳以下の子どもには携帯電話を使用させないようにする	アイルランド医師環境協会
イギリス （2005年）	8歳未満の子どもには携帯電話を使わせないように	国立放射線防護委員会
インド （2007年）	16歳未満の子どもの携帯電話使用・販売は禁止	インド・カルナタカ州政府
日本 （2009年）	小中学校への持ち込みは原則禁止	文部科学省
フランス （2009年）	・12歳未満の子ども用携帯電話の全ての広告を禁止 ・6歳以下の子どもが使用するために設計された携帯電話の販売の禁止 ・ハンドセットをイヤホンつきで販売すること	フランス政府 （法律で義務づけ）
フィンランド （2009年）	子どもへの使用制限（通話を少なくすること、イヤホンマイクの使用、両親への注意喚起など）を勧告	核・放射線安全局
カナダ （2011年）	18歳以下の子をもつ親に警告。「子どもの携帯電話の使用時間を減らすよう指導すること」	カナダ衛生省
ベルギー （2013年）	・7歳以下の子どもへの携帯電話の販売は、店頭でもインターネットでも禁止 ・14歳以下の子どもを対象とした携帯電話の広告やテレビのコマーシャルは禁止	ベルギー政府

各国の子どもに対する携帯電話の規制・勧告・要請など

1－2　室内に無線LANは置かない

■1秒間に24億5千万回振動させることで異変を起こす

　室内に無線LANを置いていないですか。もし、赤ちゃんや小さな子どもが1日を過ごす部屋に無線LANがあれば、すぐに取り外しましょう。無線LANには、電子レンジに使われているものと同じ電磁放射線が使われています。電子レンジは、食べ物に含まれている水分を1秒間に24億5千万回振動させることで、モノを温めています。

　この電磁放射線が充満する室内にいれば、電磁放射線に当たった細胞は、1秒間に24億5千万回振動させられ、さまざまな「異変」を起こします。細胞分裂が活発な組織ほど、遺伝子配列が正常でなくなるなど、深刻な悪影響を受けます。

■寝るときは必ず無線LANの電源は切る

　右の図は、携帯電話の電磁放射線が脳を貫く様子を再現したコンピュータのイメージです。大人の脳よりも10歳の子どもの脳、さらに5歳の子どもの脳の方が頭の深部まで貫かれているのがわかります。

　柔らかい脳ほど貫かれますから、5歳児よりも1歳児、それより胎児の脳の方が危険です。

　もし、どうしても無線LANが必要で取り外せないという方は、せめて夜寝る間だけでも「一時的に切る」ことをお勧めします。人間は起きている間よりも、寝ている間のほうが電磁放射線に無防備になり、より悪影響を受けるからです。

　同じ理由で、寝ている間、頭の近くに携帯電話やスマホを置いて寝るのも危険です。端末機器からはつねに電磁放射線が出続けています。

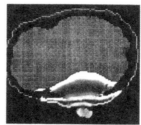

大人の頭を
電磁波が貫く様子

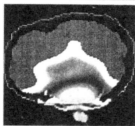

10歳の子どもの頭を
電磁波が貫く様子

電磁放射線が子どもの頭を大人の頭よりはるかに深く貫く様子を再現したコンピューター・イメージ（同縮尺に調整済み）。

※訳註：SAR値が下に示されている。メッシュ状の範囲が脳で、下の突起部分は耳。耳および頭の下部が〜1W/kgのSAR値、灰色部分が〜0.34W/kgのSAR値、上方の白色は〜0.11W/kgのSAR値を示している。

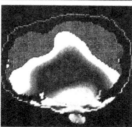

5歳の子どもの頭を
電磁波が貫く様子

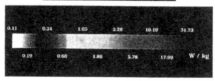

Om P. Gandhi et al., "Electromagnetic Absorption in the Human Head and Neck for Mobile Telephones at 835 and 1900MHz", *IEEE Transaction on Microwave Theory and Techniques*, Vol. 44, No. 10, Oct., 1996.

携帯電話の電磁放射線が脳を貫く様子
（『携帯電話―その電磁波は安全か』ジョージ・カーロ他著、高月園子訳、集英社より）

1-3　離れられない家電に注意する

■ポイントは「距離をとる」「使う時間を短くする」

　室内にあるほとんどの家庭電化製品（以下、家電）からは低周波という電磁放射線が出ています。それらを防ぐポイントは、「距離をとる」「使う時間を短くする」ということです。

　右の表にあるように、ほとんどの家電は1メートル以上離れれば安全です。問題は「距離をとることのできない」家電です。これらの家電は、次のことに注意して使いましょう。

○電子レンジ：電源を入れたら2メート以上離れましょう。

○IH調理器：2メートル以上離れられないのが問題。できるだけ「離れる」ことを意識して使いましょう。妊娠している場合は、胎児を傷つけるので「使わない」ことをお勧めします。また、幼児の頭が近くに来るのも避けましょう。

○電気毛布・電気カーペット：電源を入れて温めておいてから、プラグを抜いて使いましょう。

■ LED照明やスマート家電にも注意

○ LED（発色ダイオード）照明：LEDから出る青・緑・白の光が、活性酸素を急激に増やし、目の視細胞を死滅させる仕組みが解明されています。使うときは注意して使いましょう。

○電気コンセント：差し込み口からは強い電磁放射線が出ています。コンセントから2メートル離れた場所で寝ましょう。

○オール電化住宅：アースをとりましょう。アースのない同住宅はアトピー性皮膚炎などを悪化させる原因となります。

○スマート家電：「スマート」と名前のつく家電は、無線の通信機能をもった家電です。小さな子どものいるご家庭で使うのはとても危険です。通信機能のない家電がお勧めです。

電気製品を安全に使うための距離（単位：cm）

電磁調理器	150〜200
電子レンジ	100〜200
ハンドミキサー	40〜110
食器洗い機	80
トースター	40〜70
ミキサー	30〜40
電気ポット	30
炊飯器	20〜120
台所用換気扇	15〜70
コーヒーメーカー	25〜35
冷蔵庫	0〜30
ホットプレート	20〜50
掃除機	60〜120
ルームエアコン	50〜100
加湿器	50〜90
テレビ（側面、後面）	50〜120
テレビ（前面）	40〜100
パソコン（液晶）	10
プリンター	30〜60
ファクシミリ	10〜40
電気ストーブ	40〜50
蛍光灯	30〜50
白熱灯	0
アイロン	30〜50
電気鉛筆削り	90〜100
オーディオ	50
卓上蛍光灯	30〜50
洗濯機	20〜70
乾燥機	20〜50

1ミリガウス以下になる距離を示す。

密着して使うものは……	
電気カーペット	温めてからコンセントを抜いて使用
電気毛布	温めてからコンセントを抜いて使用
床暖房	温めてからスイッチを切って使用
シェーバー	安全カミソリなどに替える
電動歯ブラシ	長時間使わない
ドライヤー	長時間使わない

天笠啓祐氏の講義（2010年2月16日）をもとに作成

（『見えない汚染「電磁波」から身を守る』拙著、講談社＋α新書より）

1-4　計測器で電磁放射線を測る

■「知ること」ができれば対策をとることができる

　電磁放射線は肉眼で見ることはできません。しかし、計測器があれば、「見る」ことができます。赤ちゃんや小さな子どもたちを電磁放射線から守るためには、家のなかにどのような電磁放射線があり、どれほどの強さがあるのかを知ることが大切です。知れば、対策をとることができます。

　スマホで通話をするときどれくらいの電磁放射線が出ているのか、近くの携帯電話基地局からどれほどの電磁放射線が家のなかにきているのか、無線 LAN のある空間ではどれくらいの電磁放射線が飛び交っているのかなど、ご自分で測り、確認することが大切です。

　重症の電磁波過敏症を患う E さんは、「事前に電磁放射線を防ぐための必需品は計測器以外にはありません」と断言しています。

■「高周波」の安全基準値は

　「$0.0001\mu w/cm^2$」（マイクロワット／平方センチメートル）

　計測器には大きく分けて2つの種類があります。ひとつは、スマホや無線 LAN、基地局などから出ている「高周波」を測るもの。あと一つは、電化製品や送電線などから出ている「低周波」を測るものです。

　安全の目安（室内）は、「高周波」が「$0.0001\mu w/cm^2$」。「低周波」が「0.1mG（ミリガウス）」（家電の安全基準値は 1 mG）です。

　計測器は「フルモト商事」（電話 06-6472-3275）「エコロガジャパン」（電話 03-3467-0178）などで扱っています。必要な計測器を相談して求めてください。

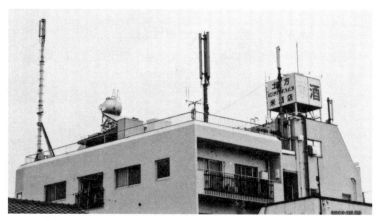

建物の上に建つ複数の基地局からは
たくさんの電磁放射線がでています。

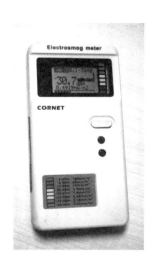

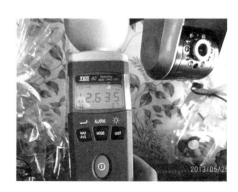

計測器を用意して、
スマホや基地局などからの電磁放射線を測ってみましょう。

知ることは力です①
さまざまな携帯電話の基地局

私たちの家の周りには
電磁放射線を出しているさまざまな基地局が建っています。

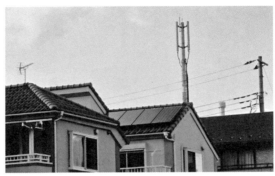

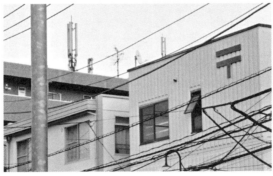

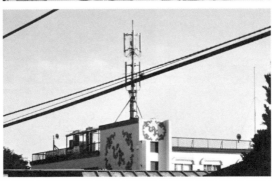

2章

世界が警告する電磁放射線の危険性

2-1 スマホの電磁放射線は原発の放射線と同じ仲間

■違いは「電離」か「非電離」か

　携帯電話やスマホから出ている電磁放射線は、福島原発から放出され続けている放射線（電離放射線）と同じ仲間です。違いは物質の電子を電離させることができるほど強いエネルギーをもっているか、そうでないか（非電離）だけです。

　「電離放射線」にはγ（ガンマ）線、X（エックス）線、紫外線の一部などが含まれます。「非電離放射線」は大きく「光の仲間」と「3THz（テラヘルツ）以下の電磁放射線」（電波）に分けられます。（3Tとは3兆（10^{12}）のこと）

　電磁放射線は、「電界（場）」と「磁界（場）」が交互に絡み合って進むエネルギーですが、その早さは光と同じ「秒速30万km」です。そして、電磁放射線はその周波数（1秒間に振動する回数・単位はHz）によって「高周波」「中間周波数」「低周波」に分けられています。

■「不眠」「耳鳴り」「記憶力減退」などは「非熱作用」

　電磁放射線の生体への影響には、強力な電磁放射線が引き起こす「熱作用」と、微弱な電磁放射線が引き起こす「非熱作用」とがあります。近年になるほど、「非熱作用」が重要視されており、とくに胎児や赤ちゃんに与える影響が大きいことがわかっています。

　「イライラ」「不眠」「頭痛」「耳鳴り・頭鳴」「筋肉痛」「記憶力減退」などは、電磁放射線の非熱作用によるものです。

　私たちは、電離放射線以上に、日常的に浴び続けているスマホや基地局からの電磁放射線に、もっともっと注意を向ける必要があるのです。

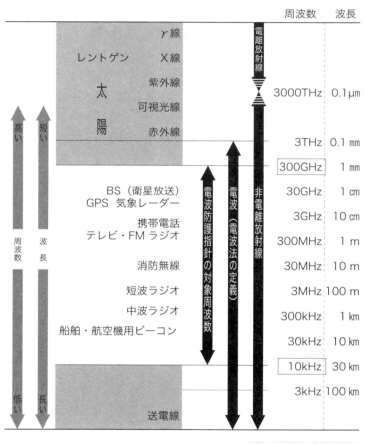

周波数による電磁波の分類
(『電波と安心な暮らし』総務省、
『携帯電磁波の人体影響』矢部武著、集英社新書 などをもとに作成)

2-2 すべての人工的な電磁放射線は潜在的に「有害」

■人工的な電磁放射線が正常な機能を逸脱させる

　米国の医師ロバート・ベッカーは、著書（『クロス・カレント―電磁波・複合被曝の恐怖』）のなかで、「すべての異常な、人工的な電磁波は、その周波数に関係なく、同様の生理的影響をもたらす。これらの影響は、正常な機能を逸脱させ、明らかに、あるいは潜在的に有害である」と、指摘しています。

　彼が指摘する「有害性」とは次のようなものです。
○成長中の細胞への影響（がん細胞の成長促進など）
○ある種のがん発生のひきがね
○胎児（胚）の異常発育
○神経化学物質の変化（自殺のように異常行動を引き起こす）
○生理的周期（リズム）の変容
○ストレス反応（継続すると免疫システム機能の低下を招く）
○学習能力の低下

■病気全体の９割は電磁放射線が原因

　右表にあるように、電磁放射線によって引き起こされる症状や異常は、すべての臓器、神経系などに及んでいます。

　実際、仙台市で「丸山アレルギークリニック」を開き、毎日150人以上の患者さんを診察しているという丸山修寛医師も、「電磁波が原因で何らかの病気になっている人や電磁波のせいで治りにくくなっている人は、病気全体の９割にも及ぶ」と言っています（『ザ・フナイ』2014年7月号）。

　彼は、「電磁波が、がん、アトピー性皮膚炎、うつ病、不眠病、関節リウマチなどの原因だ」と言い、「病気を治すには、電磁波の害をなくすことが絶対不可欠だ」と断言しています。

症例		極低周波	マイクロ波
めまい		○	○
吐き気		○	○
眼	かすみ眼	○	○
	白内障		○
	網膜炎症	○	○
	角膜上皮炎症	○	
	眼球の痛み		○
	涙が出る		○
	白いものが見えにくい		○
	青い色が見えにくい		○
	閃光体験	○	○
鼻	臭いを感じにくい		○
筋肉・皮膚	頭、前頭部の突っ張り感	○	
	手足の硬直感		○
	筋肉痛		○
	皮膚の刺すような痛み	○	○
	ほてり	○	
	汗が多く出る	○	○
	手足の血管拡張		○
	皮膚のしみ		○
	脱毛		○
生殖	精巣の退行	○	○
	女児出産率の増大		○
	流産	○	○
	不妊		○
	奇形児出産	○	○
	先天性尿道異常	○	
	月経パターンの変化		○
	卵子形成の減少	○	○
	精子の減少	○	○
	精力の衰え	○	○
循環系	心臓の不快感	○	○
	動悸	○	○
	息切れ	○	○
	不整脈	○	○
	徐脈	○	○
	血圧の変化	○	○
	心電図の異常	○	○
	心臓発作		○
	心筋梗塞	○	○
	動脈硬化		○
	貧血	○	

症例		極低周波	マイクロ波
頭痛、頭鳴、頭が重い		○	○
疲労、倦怠感		○	○
自律神経系	日中の眠気	○	○
	夜間の不眠	○	○
	志気の低下、消沈	○	○
	神経衰弱、神経疲労	○	○
	食欲の衰え		○
	興奮、感情の不安定		○
	記憶力の衰え、部分消失	○	○
	知的レベルの低下	○	○
	指などの震え	○	○
	まぶたの震え		○
	頭と耳のチック症		○
	意識がなくなる	○	○
	てんかん	○	○
	ストレス	○	○
内分泌系	甲状腺の異常		○
	乳汁分泌の不全		○
	血液脳関門の異常	○	○
	メラトニンの低下	○	○
	血中ヒスタミンの低下		○
	セロトニンの異常		○
	ドーパミンの異常	○	○
免疫系	免疫力の低下	○	○
がん・腫瘍	白血病	○	○
	皮膚がん		○
	脳腫瘍	○	○
	リンパ腫瘍	○	○
	乳がん	○	○
	精巣がん	○	○
	肺がん		○
	聴神経腫瘍		○
	すい臓がん	○	○
	その他のがん、腫瘍	○	○
その他	アルツハイマー病	○	○
	神経変性疾患	○	○
	認知症	○	○
	うつ病	○	○
	アトピー・アレルギー	○	○
	ダウン症		○
	自殺	○	○
	死亡率の増大		○
	ALS（筋萎縮性側索硬化症）	○	○
	子どもの突然死	○	○

電磁波によって起きるとされている症状・異常

（『電波は危なくないか』〈徳丸仁著、講談社〉、『危ない携帯電話』〈荻野晃也著、緑風出版〉、
『危ない電磁波から身を守る本』〈植田武智著、コモンズ〉をもとに、著者の知見などを加えて作成）

2-3　世界一高い日本の電磁放射線規制値

■基準値を「0.0003～0.0006μW/cm²」に

　2013年、「バイオイニシアティブ報告書2012」が公表されました。これは、10カ国、29人の科学者たちが、2006年から2011年にわたって発表された「無線技術や電磁放射線がもたらすリスク」に関する1800以上の最新研究論文を検証し、まとめたものです。

　彼らはそれらの検証から、「環境中の電磁放射線発信源が著しく増加し、低レベルで恒常的な曝露の度合いがますます高まっている」として、高周波の基準値を「0.0003～0.0006μW/cm²」にすべきだとしています。そして、「将来はさらに低くする必要があるだろう」とも述べています。

　「胎児や乳幼児をはじめとする感受性のたかい人々への影響を示す証拠を含めて、その要求を裏づける科学的証拠が以前よりも増大し、確かなものになってきている」からです。

■0.0001μW/cm²でも30％の人は病気に

　日本の高周波の規制値は「1000μW/cm²」です。これは世界一高いもので、もっとも厳しいオーストリア・ザルツブルク州の規制値「0.0001μW/cm²」の1千万倍です。

　しかし、「0.0001μW/cm²」でも安全ではありません。2005年にドイツの医師グループが、当時のドイツ首相に「0.0001μW/cm²でさえ、30％の人は病気になっている。0.01μW/cm²以上であれば、約95％の人が悪影響を受けている」という報告書を送っているからです。

　日本の「100％の人が確実に悪影響を受ける」高い規制値は、早急に「0.0001μW/cm²以下」に変更すべきです。

周波数	ICNIRP 1998	フランス	韓国	ドイツ	イギリス	スウェーデン	米国 ANSI/IEEE	中国
900MHz	450	450	450	450	450	450	600	38
1.8GHz	900	900	900	900	900	900	1000	38

周波数	日本 告示 1999	イタリア 政令（屋外） 2003	ロシア	ポーランド	ブルガリア	カナダ	オーストラリア 1998
900MHz	600	9.5	10	10	10	600	450
1.8GHz	1000	9.5	10	10	10	1000	900

周波数	ウーラン市（フランス） 2009	バイオ・イニシアティブ報告 2012	オーストラリア（フォローゲン議会）提案 1998	オーストリア（ザルツブルク）勧告 2002	スイス 政令 2000
900MHz	0.1	0.0003 ～ 0.0006	0.001	0.001（室外） 0.0001（室内）	4.2
1.8GHz	0.1	0.0003 ～ 0.0006	0.001	0.001（室外） 0.0001（室内）	9.5

単位：$\mu W/cm^2$

各国の電磁波・電力密度の最大被曝限度値
（スタンダード・勧告など）
（『携帯電話亡国論』拙著、藤原書店より）

評価	無線周波数電力密度	低周波磁場
正常より遥かに高い	$\geq 0.1\mu W/cm^2$	$\geq 4mG$
正常より高い	$0.001 \sim 0.1\mu W/cm^2$	$1 \sim 4mG$
正常よりやや高い	$0.0001 \sim 0.001\mu W/cm^2$	$0.2 \sim 1mG$
正常範囲内	$\leq 0.0001\mu W/cm^2$	$0.2mG$

オーストリア医師会のガイドライン（2013年3月）
（『電磁波による健康被害』加藤やすこ著、緑風出版より）

知ることは力です②
各地に出現する植物の奇形

電磁放射線の濃い地域でさまざまな植物の異常が出現しています。

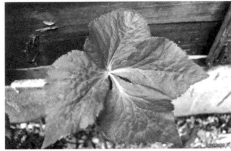

「四葉」となったミツバ
（東京都小平市で）

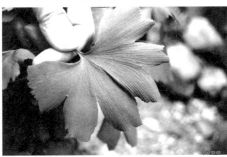

切れ目が異常に多い
　　　　　　イチョウの葉
（東京都小平市で）

実が皮の外に出たホオズキ
　　（高知県高知市で）

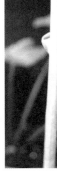
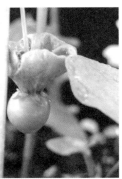

（写真撮影：著者）

3章

胎児を電磁放射線から守る

3-1　生命の誕生そのものを脅かす電磁放射線

■携帯電話の電磁放射線で卵の死亡率が6倍に

　携帯電話やスマホに使われている電磁放射線は、「生命の誕生」そのものを阻害し、死に至らしめる可能性をもっています。1998年にユービシエール・シモ博士ら（フランス、モンペリエ大学）が行った実験がそれを証明しています。

　彼らは孵卵器に60個の鶏の卵を並べたものを2セット用意し、一方に、その中央部に、卵から上部1センチの位置に携帯電話をスイッチ「オン」（通話状態）の状態で置きました。すると、卵の平均死亡率が約72％（右図の黒い部分）になりました。携帯電話を置いていない方は約12％でした。携帯電話の電磁放射線を浴び続けたことで卵の死亡率が6倍になったのです。

　注目したいのは、携帯電話が置かれた場所、とくにアンテナ部分に死亡した卵が多かったということです。シモ博士によれば、「初期の死亡率が高い傾向にある」ということです。

■胎児に携帯電話やスマホを近づけない

　この実験は、お腹のなかにいる胎児に携帯電話やスマホの電磁放射線を浴びせ続けたら、妊娠初期に胎児が死んでしまう（流産する）可能性が高いということを意味しているのではないでしょうか。

　携帯電話やスマホは、スイッチを「オン」にしている限り、つねに近くの基地局や無線LANアクセスポイントなどと通信するために電磁放射線を出し続けています。

　携帯電話やスマホをポケットに入れたり、お腹に近い位置にくるバッグのなかに入れて持ち運んだりするのは、胎児の命を傷つけ、死に追いやるほど危険な行為なのです。

1	2	3	4	5	6	7	8	9	10
11	12	13	14	15	16	17	18	19	20
21	22	23	携帯電話				28	29	30
31	32	33					38	39	40
41	42	43	44	45	46	47	48	49	50
51	52	53	54	55	56	57	58	59	60

（注）Youbicier-Simo B. J., et al., "Mortality of Chicken Embryos Exposed to EMFs from Mobile Phones, BEMS 20 th annual meeting", St. Petersburg, Florida, USA, 1998 をもとに作成。

携帯電話の電磁放射線と鶏卵の死亡率との関係
(『危ない電磁波から身を守る本』植田武智著、コモンズ、96 頁より)

3-2 スマホの電磁放射線は
胎児の脳・精子に悪影響を及ぼす

■胎児が電磁放射線を浴びるほど「発達障がい」に

　「出産の前にも後にも携帯電話を使っていた母親から生まれた子どもは、携帯電話をまったく使わなかった母親から生まれた子どもより、『集中できない』『多動性』『衝動性』などの行動障がいを1.8倍引き起こす」（カリフォルニア大学、ホセーファ・ディヴァンさんらの調査、2008年）

　「母体内の胎児を携帯電話の電磁放射線にさらすと、胎児の脳の発達に影響を及ぼし、『多動性』『記憶力のわずかな劣り』をうむ可能性がある」（イエール大学、ヒュー・テイラーさんらのマウスを使った実験、2012年）

　今日、妊娠中に携帯電話やスマホを使わない女性はほとんどいません。全ての子どもが発達障がいになる可能性があるということです。

■1日中携帯電話を身の回りに持つと精子が3割減少

　携帯電話やスマホの電磁放射線が男性の精子に悪影響を及ぼすことも、以下のようにわかっています。

　「ほぼ1日中携帯電話を身の回りに持つヘビーユーザーは、13ヵ月で精子が約30％減少する」（ハンガリー・セゲド大学、イムレ・フェスさんらの研究、2004年）

　「携帯電話を使う時間が長くなればなるほど、『精子の数』『運動している割合』『正常な形』が少なくなる」「携帯電話を1日4時間以上使う人の精子は、まったく使わない人の3分の2以下になる」（米国、アガワール報告、2006年）

　性器の近くのポケットにスマホなどを入れて持ち歩くのは、不妊の大きな原因になるので、やめた方が賢明です。

携帯電話使用による精子への影響（アガーワル報告2006）

	携帯電話の不使用及び使用時間	精子の数 (1cc中)	運動している	正常な形
A	携帯電話を全く使わない人 (40人)	8589万個	68%	40%
B	携帯電話1日2時間未満の人 (107人)	6903万個	65%	31%
C	携帯電話1日2～4時間未満の人 (100人)	5887万個	55%	21%
D	携帯電話1日4時間以上の人 (114人)	5030万個	45%	18%

（『危ない携帯電話』荻野晃也著、緑風出版より）

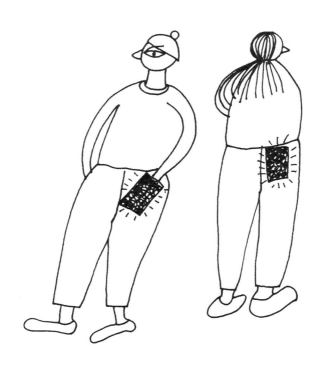

電源「on」のまま、
性器近くのポケットに携帯電話やスマホを入れるのは
精子を傷つけることにつながります。

3-3　世界の医師・科学者が妊婦に警告

■「ベビーセーフ・プロジェクト」の立ち上げ
　「自分自身とお腹の子どもを守るために携帯電話やワイヤレス機器からの電磁放射線被曝を避けること、制限すること」
　2014年6月、「電磁放射線が胎児の脳の発達に悪影響を及ぼす」ことを深く認識し、憂慮した医師・科学者たちが妊婦に警告を発しました。中心となった医師のひとりは、『携帯電話　隠された真実』の著者で、電磁放射線の人体への悪影響について警鐘を鳴らし続けている米国のデヴラ・デイヴィス博士。
　彼女らは「ベビーセーフ・プロジェクト」という公共キャンペーンを立ち上げて、妊婦が電磁放射線被曝を制限するためにできる簡単な方法を以下のように提唱しています。

■電磁放射線被曝を制限するための10の方法
①からだに携帯電話などの端末を密着させるのを避ける。
②端末をからだに密着させなければならないときは、背面を密着させない。
③端末で話すときは、スピーカーかイヤホンマイクを使う。
④車、電車、エレベーターのなかで携帯電話などを使わない。
⑤コードレスの電話子機は遠ざける。とくに睡眠時。
⑥インターネットは有線でつなぐ。
⑦Wi-Fiを使うなら、ダウンロードのときだけにする。
⑧長時間の電磁放射線被曝、Wi-Fiルーター近くでの被曝は避ける。とくに睡眠時。
⑨使わないときは家庭用Wi-Fiのプラグを抜く。
⑩寝るときはスマートメーターなどのワイヤレスのメーターからできるだけ離れる。

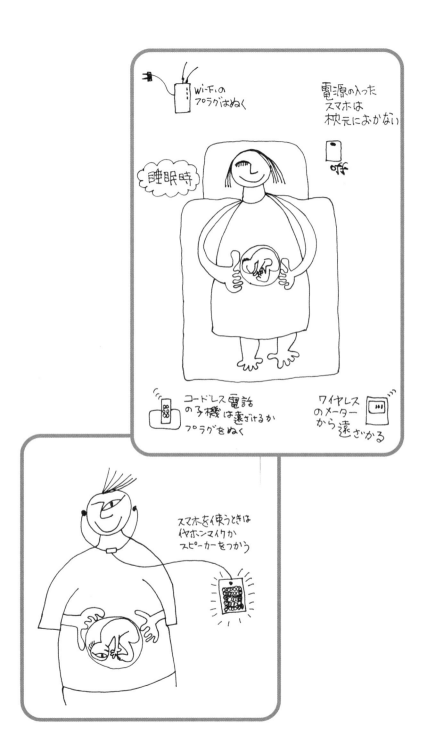

知ることは力です③
公害病に苦しむ人々のための避難場所

電磁放射線・化学物質に苦しむ人々のための
日本初「町営」転地療養施設
◎あらかい健康キャンプ村

福島県南会津郡南会津町に２００７年～２０２０年まで開村。
１４年間で約１６０人、延べ人数にして約１万５０００人が利用しました。
２０２１年から閉村。

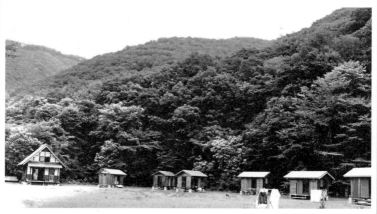

「あらかい健康キャンプ村」
について
知ることのできる本

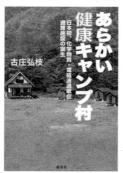

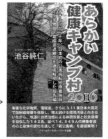

池谷純仁著→

←拙著
（新水社刊）

◎奈良県御杖村・避難施設

「あらかい健康キャンプ村」で療養した小林恵利子さんが、
御杖村の別荘地に私費を投じてつくった避難施設です。

連絡先：小林恵利子さん
FAX　0745(95)2078

4章

保育園・幼稚園・小学校で子どもを守る

4−1　教室の無線 LAN は有線に変える

■日本政府が進める学校の無線化

　学校が電磁放射線でどんどん汚染されています。文部科学省（以下、文科省）の調査によると、2014 年 3 月現在、全国の公立学校の約 86％が普通教室に校内 LAN を整備し、そのうち約 25％が無線 LAN を選んでいるということです。

　学校の無線化は、国が進める「教育の ITC（情報通信技術）化」に基づいたもので、総務省は 2010 年から「フューチャースクール推進事業」を、文科省は 2011 年から「学びのイノベーション事業」を推進してきました。

　文科省は「教育の情報化ビジョン」（2011 年）のなかで、2020 年までに「全学校で 1 人 1 台の情報端末による学習を可能にするため、超高速の校内無線 LAN 環境を構築する必要がある」としています。そして、すでに東京都荒川区などでは 2014 年から小・中学生に情報端末を配っています。

■欧州では学校敷地内の「無線 LAN」は禁止

　一方、オーストリアのザルツブルク州では 2005 年から、「州内全ての学校・保育園・幼稚園で無線 LAN とコードレス電話の使用を禁止」しています。

　また、2011 年には、欧州評議会議員会議が、加盟 47 ヵ国に対して、「学校の敷地内では有線 LAN を優先すること」と指摘し、2015 年にはフランスが法律で「3 歳以下の子どもが過ごす空間での Wi-Fi の禁止」「小学校では、Wi-Fi を授業での使用に限定し、それ以外のときは電源を切る」ことを決めています。電磁放射線被曝に苦しむ子どもを出さないために、校内の LAN は有線でなければなりません。

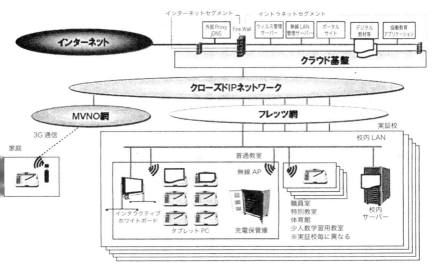

「フューチャースクール」の全体ネットワーク構成図
（総務省HPより）

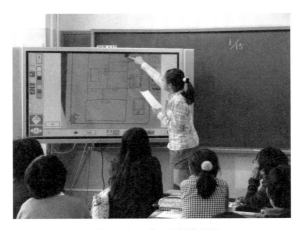

電子黒板を使った授業風景
(http://news.panasonic.com/jp/topics/2014/38401.html より)

4−2　保育園・幼稚園・小学校近くの基地局は撤去

■大人が知識をもたないと子どもは守れない

　保育園や小学校などのすぐ近くに携帯電話基地局があるとき、子どもたちは基地局からの電磁放射線の悪影響を受けて、さまざまな症状をからだに出しています。しかし、大人が、その症状を電磁放射線との関係で把握できる知識をもたないと、子どもたちは環境を改善してもらえず、体調を悪化させるばかりとなります。

　福岡県太宰府市の太宰府東小学校では、校舎から100メートルのところにNTTドコモの基地局があります。2012年、保護者が調査すると基地局と同じ高さにある3階の教室の子どもたちがたくさんの症状を出していました（右図参照）。そこで、保護者たちは、基地局の撤去に向けて行政に働きかけるとともに、基地局に面した窓に電磁放射線を防ぐシールドフィルムを貼ることで、子どもたちの症状を改善させました。

■2つの基地局の近くで園児が鼻血

　宮崎県にあるT保育園では、近くに2つの基地局（約60mにKDDI、約120mにNTTドコモ）があることで、園児たちが頻繁に鼻血を出していました（38ページの写真）。

　その原因が近くの基地局からの電磁放射線だと気づいた経営者は、2013年、まず、園舎の窓ガラスをシールドフィルムで覆うことで園児たちを守りました。そして、同時に、KDDIとNTTドコモに対しては基地局の撤去・移転を、行政に対しては条例の制定などを求めて運動をしてきました。

　今日、幼い子どもたちを守るには、そこに関わる大人たちが電磁放射線に関する知識をもつことが不可欠なのです。

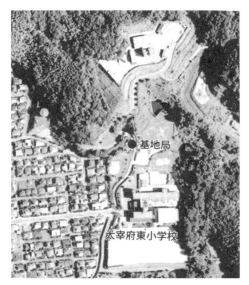

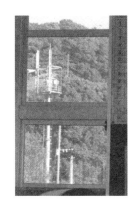

3階の教室から見た基地局

(写真提供:近藤加代子さん)

基地局は学校敷地より約40メートル
教室のある校舎より約100メートル
　1階＝1，6年生　2階＝2，3年生　3階＝4，5年生

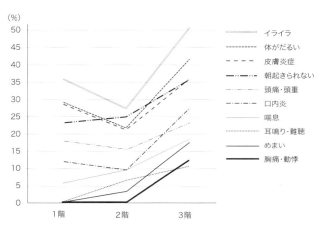

太宰府東小学校・各階ごとの症状発生率

(データ提供:近藤加代子さん)

4-3　電磁放射線汚染に比例して増加する「発達障がい」

■増え続ける「知的障がい」「情緒障がい」

「携帯電話普及率」が増えるに従って、それに比例するかのように「特別支援学級在籍者数」も増えています（右中図）。

携帯電話は1995年から急カーブを描いて上昇していますが、特別支援学級在籍者のうち、「知的障がい」「情緒障がい」も1995年から上昇を続けています。とくに「情緒障がい」のカーブは上昇率が大きいです。「弱視・難聴等」「言語障がい」のカーブが横ばいなのと比べると、異常です。

また、全国の「通級による指導を受けている児童数」（右下図）を見ても、携帯電話の普及率と比例して、「自閉症」「学習障がい」「注意欠陥多動性障がい」の児童が増えているのがわかります。

■大気中の電磁放射線量増加が「発達障がい児」を増やす

これら「発達障がい」児の増加は、携帯電話の普及率が高まり、それに伴って基地局の数が増え、大気中の電磁放射線量が増え続けていることと深い関係がありそうです。

これまでみてきたように、電磁放射線は子どもの柔らかい脳に深く浸透し、学習や情緒に関わる海馬や扁桃体などに「小さな異常」を引き起こします。

妊娠前後に携帯電話をたくさん使った母親の子どもほど「集中できない」「多動性」などの行動障がいが多いという調査もありました（26ページ参照）。

年々増え続けている「発達障がい」児の増加は、子どもたちが身を以て「電磁放射線汚染」を告発している姿なのではないでしょうか。

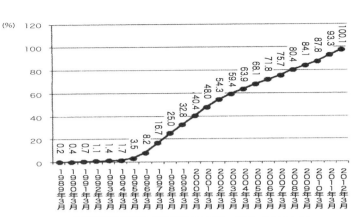

携帯電話普及率(『携帯電話亡国論』拙著、13頁より)

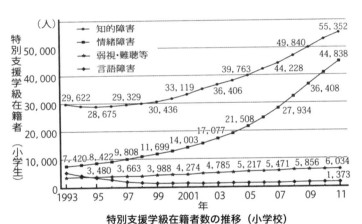

特別支援学級在籍者数の推移（小学校）
(『日本の怖い数字』佐藤拓著、PHP研究所、117頁より)

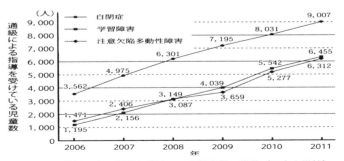

通級による指導を受けている児童数の推移（公立小学校）
(『日本の怖い数字』佐藤拓著、PHP研究所、113頁より)

知ることは力です④
電磁放射線被曝で鼻血を出す幼児

保育園の近くにある二つの基地局から出される電磁放射線の影響で鼻血を出す園児たち。
(宮崎県　T保育園)

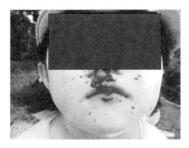
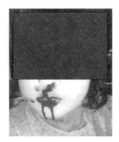
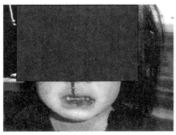
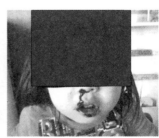
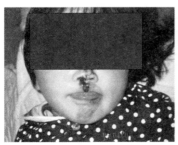
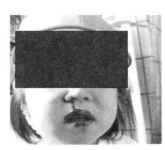

(写真提供　T保育園)

詳しくは34ページをご参照ください。

5章

乗り物のなかで子どもを守る

5−1　電車のなかでは
　　　　スマホの電源を「オフ」にする

■「胎児の上」で「赤ちゃん頭の横」でスマホをしない

　電車のなかで、妊娠している女性が大きなお腹の上でスマホを操作したり、若い女性や男性が赤ちゃんを抱っこひもで前に抱えたまま、赤ちゃんの頭の上や横でスマホを操作したりしている姿をよく見かけます。

　その行為は、胎児や赤ちゃんにとっては、正常な発達が阻害されるとても危険な行為です。なぜなら、スマホから出る電磁放射線が胎児や赤ちゃんの頭を直撃しているからです（9ページの図参照）。

　また、ベビーカーに吊るした手提げ袋のなかにスマホを「オン」にしたまま入れておくのも、危険です。スマホが赤ちゃんの頭と直近のところにあるからです。

　電車や車の中ではスマホの電源を「オフ」にし、せめて、自らでは我が子を被曝させないようにしたいものです。

■パンタグラフのない車両に乗る

　今や、ほとんどの人が電車の中でスマホや携帯電話を操作し、自分がスマホの電源を切っても、他人が使う端末機器からの電磁放射線で被曝するのが現状です。

　妊娠している女性は、今後、お腹のなかの胎児を電磁放射線被曝から守るために、電磁放射線を通さないシールドクロスなどで、お腹を巻くなどの防衛策が必要かもしれません。

　また、電車に乗る際には、低周波（変圧器やモーターなどから）の被曝から胎児や赤ちゃんを守るために、パンタグラフ（架線の電流を導き入れる装置）のない、牽引されるだけの車両（記号は「サ」）に乗るようにしましょう。

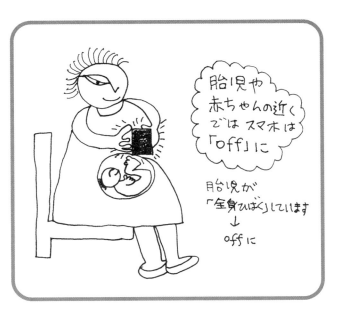

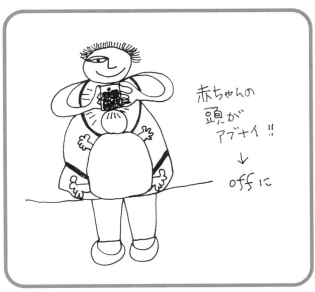

5－2 「電磁放射線を浴びない権利」を認めさせ、「禁電磁放射線車両」を確保する

■「電磁放射線汚染のない空間」が必要

　電車のなかで胎児や赤ちゃんを電磁放射線被曝（ひばく）から守るためには、「電磁放射線汚染のない空間」が必要です。

　現在、新幹線や電車は「全車禁煙」になっていますが、約20年前までは新幹線も車両のなかでタバコを吸うことが許されていました。胎児も赤ちゃんも、煙で汚染（おせん）された空気を吸うことを強いられていたのです。

　職場や家庭で、他人の吸うタバコの煙で、喘息や肺がんになる「受動喫煙による害」も深刻でした。当時は、自分が他人の吸う空気を汚染しても、他人の「きれいな空気を吸う権利」を侵害しているという認識がなかったのです。

■「電磁放射線を浴びない権利」の確立を

　今日の電磁放射線をめぐる状況は、「分煙」される前の「タバコ野放し状態」の時代と似ています。もし、電磁放射線に色をつければ、色のついていない空間はないのではないかと思えるほど、電磁放射線はあらゆる場所に蔓延（まんえん）しています。

　そのなかで、「電磁放射線に被曝したくない人の権利」はないがしろにされ、胎児も赤ちゃんも「発がんの恐れのある」電磁放射線に無防備にさらされ続けているのです。

　せめて、電車や新幹線などで、列車編成中1両は「禁電磁放射線車両」にすべきです。2014年まで、関西の方では「携帯電話の電源オフ車両」が運転されていました。それらを全国で復活させるとともに、「電磁放射線を浴びない権利」を社会に認めさせていく必要があると思います。それが、ひいては胎児や赤ちゃんを守る近道ではないでしょうか。

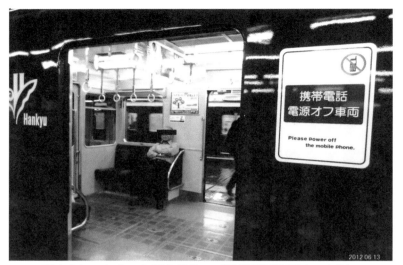
廃止されてしまった阪急電鉄の「携帯電話電源オフ車両」。
近い将来、全国で復活させたいものです。
(写真撮影：著者)

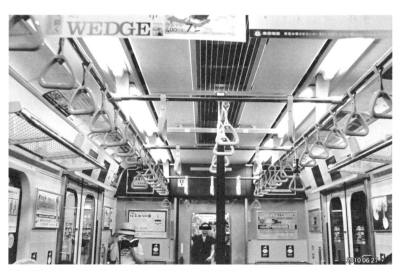
地下鉄半蔵門線（東京）車両内の「携帯電話 off」ゾーン（2010 年）。
全ての会社の全ての車両に、はっきりとした「携帯電話 off」ゾーンの
ある社会をめざしたいものです。
(写真撮影：著者)

知ることは力です⑤
電磁放射線被曝で牛たちの受胎率低下

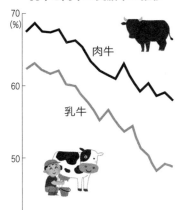

乳牛と肉牛の受胎率の推移

大気中の電磁放射線量が増え続けるにつれて、乳牛と肉牛の受胎率は低下し続けています。
（37ページ上のグラフ参照）

（2009年8月19日付朝日新聞 夕刊を参考に作成）

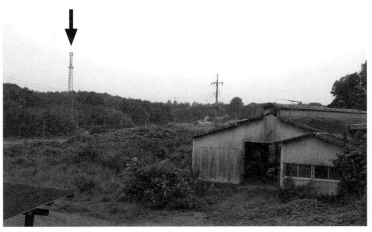

近くに基地局ができたことで廃業においこまれた搾乳業者。茨城県小美玉市。基地局（左）と元牛舎（右）

（写真撮影：著者）

6章

地域のなかで子どもを守る

6-1 基地局のないマンション、基地局から500m離れた場所に住む

■電磁放射線の少ない地域を選ぶ

　赤ちゃんや小さな子どもを育てるには電磁放射線の少ない地域を選ぶことが大切です。もし、これから子どもを産み、育てるなら、家選びでは次のことに注意しましょう。
〇マンションの上に携帯電話などの基地局が建っていない。
〇家の周辺500メートルの範囲に基地局がない。
〇家の窓から直接、基地局が見えない。

　沖縄県那覇市で2000年から屋上に基地局のあるマンションに住んでいたSさん一家は、3階から10階に移ったときの方が、さらに基地局が増えた（800MHz＋2GHz）ときの方が、健康被害が増えました。夫は「意識喪失」、妻は「精神錯乱」にまでなり、子どもたち（小中学生）も「視力低下」「鼻血」「不整脈」などに苦しみました（右上図）。その後、Sさん一家はマンションを出て電磁放射線被曝から逃れることで、ほとんどの症状はなくなり、その後、基地局も撤去できました。

■電磁放射線公害防止条例などが必要

　妊娠中か、小さい赤ちゃんのいる方で、屋上に基地局があるマンションに住んでいるか、近距離に基地局がある場所に住んでいるなら、すぐに転居することをお勧めします。

　どうしても引っ越せない場合は、電磁放射線を測定し、シールドクロスなどで外からの電磁放射線を防ぐと同時に、基地局の撤去に向けて、近隣住民の方と行動を起こしましょう。

　さらに、将来的にその地域を「安全」に保つためには、広く電磁放射線公害の事実を知らせ、電磁放射線公害防止条例などをつくることが必要です。

Sさん一家に出た症状

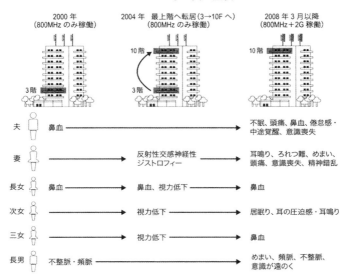

基地局稼働中と撤去後の症状数

(複数の症状のみ集計。単一の症状は省く)

症状	800MHz	2GHz増設	計	%	撤去後
倦怠感	0	27	27	24.3	0
イライラ感	0	10	10	9.0	0
精神錯乱	0	3	3	2.7	0
飛蚊症	7	0	7	6.3	0
ドライアイ	3	4	7	6.3	0
しびれ	1	6	7	6.3	0
意識障害	1	6	7	6.3	0
鼻血	4	6	10	9.0	0
眼痛	1	8	9	8.1	0
めまい、立ちくらみ	3	8	11	9.9	1
関節痛	6	5	11	9.9	3
視力障害	4	8	12	10.8	5
頭痛	5	9	14	12.6	1
不眠、中途覚醒	3	12	15	13.5	5
耳鳴り	11	9	20	18.0	7
計(のべ人数)	49	121	170		22

(総数111人。新城哲治さん・明美さんの調査より)

(『携帯電話亡国論』拙著、藤原書店より)

6-2　スマートメーターは有線で

■電気の使用量を無線で送信する電力検針器

　「電気メーターの取り替えにご協力お願いします」。電力会社からそんなチラシが入っていたら要注意です。新しいメーターは「スマートメーター」（電気の使用量を30分ごとに電力会社に電磁放射線で送信する電力検針器）である可能性が高いからです。政府は、「エネルギー政策基本法」に基づいて2010年に策定した「エネルギー基本計画」のなかで、「2020年代の可能な限り早い時期に、原則全ての需要家にスマートメーターの導入をめざす」としています。

　なぜ、政府は導入をすすめるのでしょうか。それはスマートメーターが「スマートグリッド」の要となるからです。スマートグリッドとは、さまざまなエネルギーをITによって一括制御する「次世代送電網」と呼ばれるものです。

■問題は「健康被害」と「プライバシーの侵害」

　スマートメーターには問題が2つあります。1つは、各戸に電磁放射線発生装置が取り付けられますので、電磁放射線被曝による健康被害が発生するということです。すでに「めまい」「圧迫感」「記憶障害」などに苦しむ人もでています。

　もう1つは、スマートメーターが電力消費量を電力会社に送り続けるので、その家のライフスタイルがわかり、プライバシーが侵害されるということです。傍受されれば、家電の動作状況が分析され、犯罪に巻き込まれる可能性もあります。また、サイバー攻撃を受けやすく、受ければ国全体の機能が一気に停止してしまう危険性もはらんでいます。

　スマートメーターへの交換は法的義務ではありません。小さな子どもを守るためには、有線のメーターが安全です。

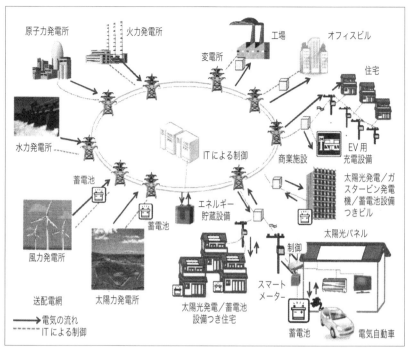

スマートグリッドの概念図（経済産業省HPより）

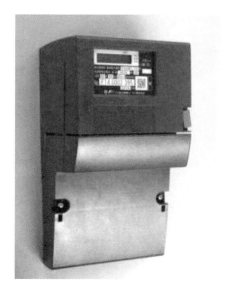

電磁放射線発生装置となる
　　　スマートメーター

写真は東京電力のスマートメーター
外観や仕様は製造会社によって違う
（東京電力HPより）

6-3　高圧送電線から300m以上離れた場所に住む

■3mG（ミリガウス）以上で「小児白血病」が3.8倍に

「高圧送電線の下の家は安い」というのはよく知られている事実です。なぜ、安いのでしょうか。それは、「病気になるリスクが高い」からです。高圧送電線からは低周波という電磁放射線が出ています。高圧送電線の下に住むということは、1日中、1年中、低周波を浴び続けるということです。

高圧送電線から300メートル以内に住む人々（約44万人）の健康を26年間にわたって調べた「カロリンスカ研究所の疫学調査」（1992年発表）があります。

そこでわかったことは、高圧送電線の磁場が2mG（ミリガウス）以上で「小児白血病」の発症が2.7倍に、3mG以上で3.8倍になっているということでした（右上図）。送電線からの距離が近いほど、発症率が上がっていたのです。

■4mGを超えると「小児がん」が5.6倍に

カロリンスカ研究所の疫学調査をふまえて翌1993年に発表されたのが、スエーデン、フィンランド、デンマーク3ヵ国合同の「ノルディック報告」です。それによりますと、高圧送電線の磁場が4mGを超えると、「小児白血病」と「中枢神経腫瘍」が6倍、「悪性リンパ腫」が5倍、3種の小児がん合計が5.6倍になっているということです（右下表）。

日本で1999年から行われた疫学研究（兜真徳さん中心）によっても、4mG以上で「小児白血病」が2.63倍に、「急性リンパ性白血病」に限ると4.73倍になることがわかっています。子どもを病気にさせないためには、高圧送電線から300メートル以上離れた場所に住みましょう。

カロリンスカ研究所の疫学調査結果の図解

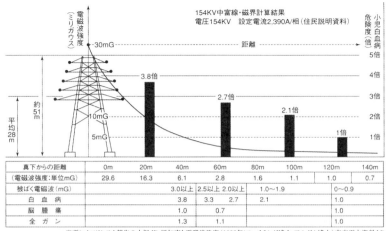

真下からの距離	0m	20m	40m	60m	80m	100m	120m	140m
(電磁波強度:単位mG)	29.6	16.3	6.1	2.8	1.6	1.1	1.0	0.7
被ばく電磁波(mG)			3.0以上	2.5以上	2.0以上	1.0〜1.9	0〜0.9	
白血病			3.8	3.3	2.7	2.1	1.0	
脳腫瘍			1.0	0.7			1.0	
全ガン			1.3	1.4			1.0	

出所）カロリンスカ報告の小児ガン増加率と電磁波強度（1992年：フェイチング博士・アルボム博士）東京電力資料より

（『誰でもわかる電磁波問題』大久保貞利著、緑風出版より）

送電線の磁場強度と小児癌の増加率（ノルデック報告）

ガンの種類	磁場強度	増加率(倍)
①白血病	1mG以上	1.0
	2.5mG以上	1.5
	4mG以上	6.0
②中枢神経腫瘍	1mG以上	1.0
	2.5mG以上	1.0
	4mG以上	6.0
③悪性リンパ腫	1mG以上	5.0
	2.5mG以上	5.0
	4mG以上	5.0
(三腫瘍合計)	1mG以上	1.4
	2.5mG以上	1.5
	4mG以上	5.6

オルセン博士ら（1993年）
出典：『あぶない電磁波！』（三一新書）

（『ショック！　やっぱりあぶない電磁波』船瀬俊介著、花伝社より）

知ることは力です⑥
スマートメーターの問題点

「スマートメーター」の問題点をコンパクトにまとめたリーフレット。
周りの人へ広めるために使いましょう。

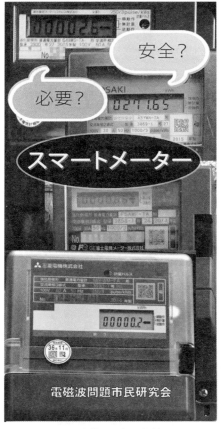

このリーフレットは、
電磁波問題市民研究会から1部10円+送料で購入できます。

電磁波問題市民研究会
〒273-0042　千葉県船橋市前貝塚町1008-22　大久保方
TEL: 047(406)6608　　　　FAX: 047(406)6609
WEB: http://dennjiha.org/　　Mail: meeeeru@dennjiha.org

■チラシが届いたら注意！

チラシ（東京電力の例）

お客さま番号：　　　　　　
渋谷区　　　　　　　
　　　　　　　　　　様
※ご入居の方の変更などにより、お名前が相違している場合もございますが、ご容赦くださいますようお願い申し上げます。

取替電気メーター 動力用

電気メーターの取り替えに ご協力をお願いします

日頃から東京電力をご利用いただき、誠にありがとうございます。

東京電力では、お客さまにお使いいただく電気を正確に計量するため、「計量法」に定められた有効期限に基づき、電気メーターの取替えを定期的に実施させていただいております。

この度、お客さまの電気メーターの取替時期がまいりましたので、下記訪問予定日に取り替えさせていただきたくご案内申し上げます。

なお、今回お客さまの電気メーターは、新しい電気メーター（スマートメーター）に取り替えさせていただきます。スマートメーターに関する情報については裏面をご覧ください。

訪問予定日　 8 月 19～28 日（　　　）
※雨天の場合は順延させていただくことがあります。

☑ 停電いたしません。
※万が一お伺い時に停電が必要となった場合は取り替え前にご相談いたします。

☐ 停電いたします。
※5分程度の停電です。
→裏面の「停電させていただくお客さまへのご案内」をご確認ください。

● 取替工事に際し、費用はいただきません。（捺印やサイン等も不要）
（東京電力の社員などを装った詐欺・窃盗、悪質な勧誘にご注意ください）
● 取替工事は電気メーター取付け場所で行い、室内に立ち入りません。
● お客さまにご在宅いただかなくても、取替工事をさせていただいております。

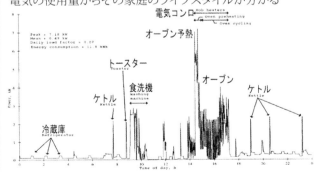

（経産省「スマートメーター制度検討会報告書」2011年2月）

電気の使用量からその家庭のライフスタイルが分かる

http://spectrum.ieee.org/energy/the-smarter-grid/privacy-on-the-smart-gridより

（スマートメータリーフレットより引用）

電磁放射線について学ぶための本一覧

『スマホ汚染　新型複合汚染の真実！』（古庄弘枝著　鳥影社）→右頁
『見えない汚染「電磁波」から身を守る』（古庄弘枝著　講談社＋α新書）
『携帯電話亡国論―携帯電話基地局の電磁波「健康」汚染』
　　　（古庄弘枝著　藤原書店）
『あらかい健康キャンプ村　日本初、化学物質・電磁波過敏症避難施
　　　設の誕生』（古庄弘枝著　新水社）
『クロス・カレント　電磁波―複合被曝の恐怖』
　　　（ロバート・O・ベッカー著　船瀬俊介訳　新森書房）
『携帯電話　隠された真実』
　　　（デヴラ・デイヴィス著　プレシ南日子訳　東洋経済）
『健康を脅かす電磁波』（荻野晃也著　緑風出版）
『危ない携帯電話』（荻野晃也著　緑風出版）
『誰でもわかる電磁波問題』（大久保貞利著　緑風出版）
『電磁波の何が問題か』（大久保貞利著　緑風出版）
『隠された携帯基地局公害』
　　　（九州中継塔裁判の記録編集委員会編著　緑風出版）
『携帯電話でガンになる！？』（電磁波問題市民研究会編著　緑風出版）
『携帯電話と脳腫瘍の関係』（マーティン・ブランク著　飛鳥新社）
『電磁波から家族を守る』（加藤やすこ著　建築ジャーナル）
『本当に怖い電磁波の話　身を守るにはどうする？』
　　　（植田武智・加藤やすこ　金曜日）
『危ない電磁波から身を守る本』（植田武智著　コモンズ）
『電磁波シンドローム　生命を脅かす電磁波スモッグ』
　　　（クヌート・ジーファース著　狩野博美訳　人間と歴史社）
『あぶない！　あなたのそばの携帯基地局』（黒藪哲哉著　花伝社）
『ルポ　最後の公害、電磁波に苦しむ人々』（黒藪哲哉著　花伝社）
『ショック！　やっぱりあぶない電磁波』（船瀬俊介著　花伝社）
『がうす通信』（ガウスネット・電磁波問題全国ネットワーク）
『電磁波研会報』（電磁波問題市民研究会）
『アース通信』（いのち環境ネットワーク）

古庄弘枝【著】好評発売中

ALS が治っている 純金製の氣の療法「御申鈌療法」
貴峰道・貴田晞照氏の提唱する金の棒を使った療法が ALS・がん・難病に一助二助ときに大助となっている。患者たちの治療過程、体験談などを収録。その驚きの効果とは。
ISBN978-4-86265-908-8　四六判　1760 円（税込）　292 ページ

スマホ汚染 新型複合汚染の真実！
赤ちゃんのからだに電磁放射線をあびせないで！　電磁波、香料、農薬、遺伝子組換食品……身近に迫る危険。
ISBN978-4-86265-486-1　四六判　1980 円（税込）　460 ページ

GIGA スクール構想から子どもを守る
GIGA スクールとは何か。その背景にあるものは何か。教師たちの声、子どもたちの悲鳴、世界の安全対策、国内の自治体の取り組みも。
ISBN978-4-86265-943-9　ムック　550 円（税込）　56 ページ

5Gストップ！ 電磁波過敏症患者たちの訴え&彼らに学ぶ電磁放射線から身を守る方法
患者たちの体験談や独自の対策法をまとめた５Ｇシリーズ第２弾。計測器などの対策グッズの紹介、各国の動きも。
ISBN978-4-86265-850-0　ムック　550 円（税込）　60 ページ

5G(第5世代移動通信システム)から身を守る
５Ｇとは何か。何が危険か。身を守る方法は？　全ての生物に対して、生存をおびやかすその危険性、そして対策。
ISBN978-4-86265-813-5　ムック　550 円（税込）　56 ページ

香害(化学物質汚染)から身を守る
香料の正体は、様々な溶剤を添加して作られた化学物質のかたまりであり、化学物質過敏症（ＭＣＳ）を引き起こしている。
ISBN978-4-86265-717-6　ムック　550 円（税込）　60 ページ

スマホ汚染から赤ちゃん・子どもを守る
（電磁放射線被曝）
自分や胎児、赤ちゃん、子どもたちを電磁放射線被曝から守るためには、自分で自衛策をとるしかない。
ISBN978-4-86265-559-2　ムック　550 円（税込）　56 ページ

――本冊子および上記書籍の注文は鳥影社まで――

・Fax　　0120-586-771（24 時間受付）
・Tel　　03-5948-6470
・Mail:　order@choeisha.com

〈著者紹介〉

古庄弘枝（こしょう　ひろえ）

大分県・国東半島生まれ。ノンフィクションライター。
著書に以下のものがある。
『GIGAスクール構想から子どもを守る』
『ALSが治っている　純金製の氣の療法「御申鈇療法」』（鳥影社）
『5Gストップ！電磁波過敏症患者たちの訴え＆彼らに学ぶ電磁放射線から身を守る方法』（鳥影社）
『5G（第5世代移動通信システム）から身を守る』（鳥影社）
『香害（化学物質汚染）から身を守る』（鳥影社）
『スマホ汚染（電磁放射線被曝）から赤ちゃん・子どもを守る』（鳥影社）
『スマホ汚染　新型複合汚染の真実！』（鳥影社）
『マイクロカプセル香害―柔軟剤・消臭剤による痛みと哀しみ』（ジャパンマシニスト社）
『携帯電話亡国論　携帯電話基地局の電磁波「健康」汚染』（藤原書店）
『あらかい健康キャンプ村 ―日本初、化学物質・電磁波過敏症避難施設の誕生』（新水社）
『見えない汚染「電磁波」から身を守る』（講談社＋α新書）
『沢田マンション物語 ―２人で作った夢の城』（講談社＋α文庫）
『モー革命 ― 山地酪農で「無農薬牛乳」をつくる』（教育史料出版会）
『どくふれん（独身婦人連盟）―元祖「シングル」を生きた女たち』（ジュリアン）
『彼女はなぜ成功したのか』（はまの出版）
『就職できない時代の仕事の作り方』（はまの出版）
『「わたし」が選んだ50の仕事』（亜紀書房）
『女たちのロングライフ物語　老人ホームではなく大家族をつくる』（鳥影社）

スマホ汚染（電磁放射線被曝）から赤ちゃん・子どもを守る	2016年　5月　6日初版第1刷発行 2023年　6月14日初版第5刷発行
	著　者　古庄弘枝
	発行者　百瀬精一
定価（本体500円＋税）	発行所　鳥影社（www.choeisha.com） 〒160-0023　東京都新宿区西新宿3-5-12トーカン新宿7F 電話　03-5948-6470, FAX 0120-586-771 〒392-0012　長野県諏訪市四賀229-1(本社・編集室) 電話　0266-53-2903, FAX 0266-58-6771 印刷・製本　鳥影社印刷部 Ⓒ Hiroe Kosho 2016 printed in Japan
乱丁・落丁はお取り替えします。	ISBN978-4-86265-559-2　C0030